AYUNO INTERMITENTE

5:2, recetas saludables para perder peso de inmediato

(Perder peso rápidamente y adoptar un estilo de vida saludable)

Kaori Tello

Publicado Por Daniel Heath

© Kaori Tello

Ayuno Intermitente: 5:2, recetas saludables para perder peso de inmediato (Perder peso rápidamente y adoptar un estilo de vida saludable)

ISBN 978-1-989853-45-0

TABLA DE CONTENIDO

Parte 1

Introducción

Si está buscando una manera de perder peso. Y quiere vivir un estilo de vida que le haga sentirte sano y enérgico. La dieta 5: 2 es una opción que es ideal para muchos. Esta dieta no lo obliga a hacer cambios drásticos en su vida cuando se trata de sus hábitos alimenticios, y no está obligado a comenzar una rutina de ejercicios rigurosa.

La dieta fue creada por un médico, por lo que es médicamente segura y utilizada por millones en todo el mundo. Lo ayudará en su camino para reducir la grasa, mejorar la longevidad, mejorar su figura y mejorar su salud en general. También le ayudará a limitar lo que come sin obligarlo a sentirse hambriento o insatisfecho, y hay muchos recursos para ayudarlo con opciones y estrategias de dieta a lo largo del camino.

Incluso en los días de ayuno, aún se asigna una cantidad específica de calorías, por lo que no va a morir de hambre y los días de ayuno tienen un límite de calorías, no es un verdadero ayuno. Nunca debe dejar de comer con esta dieta, solo debe tener autodisciplina un par de días a la semana.

Antes de comenzar esta dieta, es muy importante que la entiendas por completo si quieres tener éxito. Las diferentes técnicas no funcionarán para todos, y llevará tiempo adaptarse y apegarse al programa. La dieta puede modificarse para cumplir con las diferentes situaciones que tiene en su vida y qué funcionan mejor en su horario.

Será más fácil para las personas que tienen mucho peso que perder el comenzar a ver resultados rápidos con esta dieta, en comparación con alguien que solo está tratando de perder unos cuantos kilos para lucir mejor en traje de baño. A menudo, cuanto más grasa tenga, más fácil será perderla.

Antes de comenzar la dieta, pésate y anota el número. Con una cinta métrica mida alrededor de sus brazos, muslos y cintura, para que pueda seguir su progreso a través del programa de pérdida de peso. Cada semana escriba cuál es su peso en la báscula y cuáles son sus medidas, para que tenga algo con qué compararlo.

Leer este libro sobre el plan de dieta 5:2 lo ayudará a comprender cómo funciona la dieta, qué puede hacer para aumentar los resultados de la dieta y cuáles son los beneficios para la salud de comenzar este programa. Es mejor crear un plan y planificar su semana, programar los días en que ayunará, el ejercicio que desea realizar y cómo puede mantenerse ocupado mientras ayuna.

Este es uno de los planes de dieta más fáciles de seguir porque mentalmente sabrá que solo tiene que superar el corto período de ayuno y que no tiene que ayunar durante un largo período de tiempo. Este libro responde a una variedad de preguntas comunes que las personas tienen sobre la dieta 5: 2. Recibirá información sobre ejercicios y excelentes ideas de comidas nutritivas para sus días de ayuno y sus días sin ayuno (a veces llamados días festivos), y es un excelente lugar para comenzar si está listo para cambiar su vida.

No necesita ser una persona que le falta el aliento cuando intenta llegar a la cima de unas escaleras, o una persona que tiene dificultad para jugar en el patio con sus hijos. En cambio, puede ser la persona sana que ama estar activa en grupos de personas, y puede ser una persona saludable por dentro y se ve muy bien por fuera.

Capítulo 1: Resumen

¿Qué es la dieta 5:2?

El 5: 2 es más como un horario de comidas o un plan de ayuno en comparación con otros tipos de dietas extenuantes. El programa se basa en la práctica que se denomina ayuno intermitente, donde se limita la ingesta de alimentos durante 2 días a la semana.

En lugar de observar constantemente lo que come y contar las calorías cada vez que se pone algo en la boca, coma lo que desea durante 5 días a la semana. En los otros 2 días, solo consumirá una porción mucho menor de calorías. Esto es más fácil de seguir para muchas personas, en lugar de elegir un plan donde se calcule cada comida a lo largo del trabajo.

La dieta le permite comer los alimentos que disfruta durante sus 5 días de consumo normal de alimentos, y luego se limita la cantidad específica de calorías los otros 2 días. Determinará cuántas calorías puede ingerir en esos 2 días de ayuno según su sexo, estatura, peso, IMC, BMR y otros factores. Como la mayoría de las personas tienen diferentes actividades durante la semana, puede elegir qué días quiere ayunar con anticipación o cambiar los días en que ayuna si surge algo.

¿Por qué se creó la Dieta 5: 2 y cómo funciona?

El Dr. Michael Mosley, fundador del plan de dieta 5:2, creó el plan que ofrece un estilo de vida saludable para todos. Se propuso mejorar la calidad y la duración de la vida de las personas, sin tener que sacrificar el disfrutar y amar la comida. En esta dieta, planee comer ese postre en la fiesta de cumpleaños los días en que no esté ayunando, y puedes deleitarte ese almuerzo si quieres. Incluso puedes disfrutar de esa bebida alcohólica o azucarada que deseas, sin tener que preocuparte, contar puntos o arruinar tu dieta.

No tiene que registrarse con un entrenador personal todos los días para informar sus series de ejercicios o lo que comió, y no se está midiendo y pesando constantemente para ver si quemó suficientes calorías en el gimnasio. En cambio, está ayudando a su cuerpo a perder grasa al ayunar solo 2 días a la semana en su propio ritmo, y está utilizando los otros días para comer sin estrés. Ésta es una de las dietas más fáciles que puedes probar.

Comprender la ciencia del ayuno intermitente es un poco más difícil. Cuando comes alimentos, tu cuerpo va a tomar la glucosa y el glucógeno de los alimentos que consumes para usarlos como combustible. Así es como obtiene energía y su cuerpo usa este combustible para funcionar durante las actividades diarias. El cuerpo también almacena grasas y calorías de los alimentos. El ayuno le permite quemar la grasa o las calorías almacenadas, en lugar de que su cuerpo consuma los alimentos que consumiría si no estuviera ayunando.

A medida que disminuyen sus niveles de

glucosa en la sangre y glucógeno en el hígado, su cuerpo comenzará a quemar la grasa corporal que el cuerpo ha almacenado, lo que lo ayudará a adelgazar y disminuir su índice de masa corporal. El ayuno le da a su cuerpo la oportunidad de extraer la grasa que ya está allí, en lugar de usar siempre la glucosa y el glucógeno que acaba de consumir.

Esta dieta obliga a su cuerpo a usar el combustible que su cuerpo ha guardado en los días en que esté ayunando, pero debido a que solo está ayunando 2 días a la semana, no tiene que preocuparse por morir de hambre o poner su cuerpo en inanición. Cuando su cuerpo entra en modo de hambre, almacenará todo en lugar de quemarlo, pero esto no es una preocupación con la dieta 5: 2.

Por eso es importante solo ayunar 2 días a lo largo de la semana, en lugar de intentar hacer más que eso. No quieres que tu cuerpo entre en inanición. De esta dieta es importante saber que cuando usted está en ayunas, un día de ayuno no es de 24 horas, sino de 36 horas porque está durmiendo aproximadamente 12 horas.

Si está ayunando un lunes y comienza a las 8 am, terminará el martes a las 8 pm. Es crucial recordar esto cuando programe sus días de ayuno, para asegurarse de mirar su calendario y lo que está pasando.

El cuerpo tarda aproximadamente 2 semanas en adaptarse a este tipo de programa, pero verá resultados a medida que su cuerpo se adapta. La dieta funciona más rápidamente para algunos, dependiendo de qué otros cambios de estilo de vida se realicen y de cuánto peso tiene que perder la persona para comenzar.

Cálculo de su ingesta de calorías

Hay algunos cálculos que necesita hacer para saber cuántas calorías debe consumir al día para mantener su peso actual. Necesitas conocer tu IMC, índice de masa corporal. Hay calculadoras de IMC disponibles a través de diferentes sitios web y sitios de salud. Necesitará ingresar su altura, peso, género y edad para obtener el mejor cálculo. Las personas embarazadas, de menos de cinco pies o increíblemente musculosas pueden no obtener una lectura precisa con una calculadora de IMC.

A continuación, determinará cuál es su BMR y TDEE.

Su tasa metabólica basal (BMR), lo que quema cuando no está haciendo nada, le mostrará cuál debería ser su ingesta de calorías para mantener su peso actual. A continuación, se descubrirá cuál debería ser su ingesta de calorías para mantener su peso actual si ya está haciendo ejercicio.

Su gasto diario total de energía (TDEE) es la cantidad de calorías quemadas durante el día con el ejercicio, y es un número importante calcular para esta dieta. La calculadora tendrá en cuenta su IMC y su nivel de actividad a lo largo del día.

Cuantas más calorías quema, más puede comer y disfrutar manteniendo su peso actual. Una vez que conozca su ingesta calórica para mantener su peso, puede comenzar a planificar sus comidas y su ingesta calórica diaria.

En los días de ayuno, un hombre generalmente debe comer solo 600 calorías, y una mujer debe comer 500. Esto le da suficiente espacio para tener una comida más grande o para tener algunas comidas más pequeñas durante el día. Debido a que puede comer durante el día, hace que la idea de ayunar sea más fácil para la mayoría de las personas.

Capítulo 2: Beneficios de 5: 2

La pérdida de peso que experimenta cuando comienza la dieta 5:2 mejorará mucho su calidad de vida. Las personas no solo hacen esta dieta por vanidad, sino también porque quieren cambiar la forma en que disfrutan la vida y porque quieren una vida que sea saludable. Estos son solo algunos de los diferentes beneficios que notará cuando participe activamente en el plan de dieta 5: 2.

Beneficios conjuntos

Cuando pierdes peso disminuirá la presión en las articulaciones. Esto reducirá los dolores y las molestias, y lo ayudará a conservar el cartílago al minimizar el desgaste. Preservar la articulación y el cartílago puede ayudar a prevenir problemas como la artritis. Las actividades atléticas de bajo impacto son mejores para aquellos que ya tienen problemas en las articulaciones. Solo 1 libra de peso es como quitarle 4 libras de estrés a sus articulaciones, por lo que estará haciendo un gran esfuerzo al ayudar a sus articulaciones en esta dieta.

Beneficios para el corazón

Disminuir el peso y la grasa puede ayudar a disminuir la presión arterial, reducir el colesterol y mejorar la función cardiovascular. Cuando su corazón está bombeando y trabajando según lo necesario, puede realizar todas sus actividades diarias más fácilmente. La enfermedad cardíaca es la principal causa de muerte en los Estados Unidos, México, Argentina, Chile, Brasil Perú y otros países en Latinoamérica, por lo que reducir sus probabilidades de sufrir una enfermedad cardíaca es uno de los mejores regalos que puede hacerse.

Prevención de la apnea del sueño

La apnea del sueño está relacionada con problemas como la obesidad, la presión arterial alta y el colesterol elevado Perder peso y cambiar su estilo de vida puede ayudarlo a combatir los problemas de apnea del sueño e insomnio, y puede ayudarlo a descansar bien por la noche para que se sienta con más energía cada día. La apnea del sueño afecta a 18 millones de personas en los Estados Unidos, y usted puede ser una persona menos si esta dieta ayuda a eliminar sus problemas actuales del sueño.

Autoestima mejorada

Perder peso mejorará su autoestima porque le gustará la forma en que se ve y sentirá una fuerza interior debido a que logró los objetivos que se propuso. Se sentirá más fuerte como persona, más feliz con la forma y la figura de su cuerpo, y con más confianza y su rol en grupo de amigos.

Perder peso también puede ayudar a aliviar algunos de los síntomas de la depresión, especialmente para aquellos que están realmente molestos o avergonzados de su peso actual.

Aumento de energia

Perder peso te ayudará a tener más energía a lo largo del día. Esto lo ayudará a superar cada día con más energía en sus pasos, y puede agregar alimentos y ejercicio a la dieta para ayudarlo a darle aún más energía mientras está en la dieta.

Capítulo 3: Preguntas frecuentes

Hay muchas preguntas sobre la dieta 5: 2, y la dieta no será para todos. Si está considerando iniciar esta dieta y quiere saber cómo comenzar o qué esperar, tómese el tiempo para leer estas preguntas frecuentes y sus inquietudes sobre lo que sucede cuando usted realiza la dieta.

¿Es la dieta 5: 2 para mí?

La dieta 5:2 es un excelente plan de dieta para una variedad de personas, pero hay algunos que se recomiendan para no participar en este tipo de dieta. Para las mujeres embarazadas o que actualmente están amamantando a un niño, es mejor no probar esta dieta. Lo mismo ocurre con los pacientes que tienen diabetes tipo 1, las personas que ya tienen bajo peso o que padecen algún tipo de trastorno alimenticio, y para las personas que se están recuperando de una cirugía o una enfermedad.

Las personas que toman warfarina o metformina no deben estar en la dieta 5: 2, y cualquier persona que tome algún tipo de suplemento o medicamento recetado debe consultar a su profesional médico antes de comenzar el programa.

Si descubre que a menudo está delirando o mareado, o que se siente débil a lo largo del día sin ninguna razón, es posible que esta no sea una buena dieta para usted. Si usted tiene hiperglucemia y no puede hacer el ayuno, la dieta 5:2 no funcionará correctamente.

Querrá ver a un profesional médico para asegurarse de que está lo suficientemente saludable como para participar en un ayuno intermitente antes de comenzar, de modo que no se ponga en riesgo cuando esté listo para comenzar la dieta.

¿Qué puedo esperar de la dieta 5: 2?

Con la dieta 5:2, debes esperar perder peso al consumir menos calorías durante la semana y utilizar la energía que ya está almacenada en tu cuerpo. También sentirá menos hambre cuando esté en sus días sin ayuno, ya que su estómago se programará para consumir menos alimentos.

Debería esperar sentir mucha hambre las primeras veces que ayune, pero después de que su cuerpo se adapte al ayuno y comience a ver las recompensas de la pérdida de peso, será más fácil para usted superar los días de ayuno. Debe esperar resultados rápidamente, y luego tendrá que continuar con un plan de vida saludable para seguir perdiendo más peso.

¿Me estoy muriendo de hambre?

No, no se está muriendo de hambre cuando está en la dieta 5:2. Aún se le permite comer cierta cantidad de calorías en sus días de ayuno, y el ayuno de 36 horas no hará que su cuerpo sufra. Las personas ayunan por esa cantidad de tiempo por procedimientos médicos y por motivos personales o religiosos, y no es un problema. No estará en inanición tu cuerpo.

¿Cuánto peso perderé en la dieta 5: 2?

Para las personas que tienen el peso que perder, se puede estimar que perderá 12 libras en las primeras 6 semanas con la dieta. Para aquellos que deciden cambiar sus hábitos alimenticios en sus días sin ayuno y desean hacer ejercicio mientras realizan la dieta 5: 2, no es raro perder aún más peso en el programa durante este tiempo.

Aquellos que tienen mucha grasa que perder van a ver los resultados más rápido que los que tratan de eliminar esas 10 libras obstinadas. La persona con más grasa tiene más combustible para quemar y usar durante los períodos de ayuno.

Una persona que ya come sano o ya hace ejercicios constantemente no va a ver los mismos resultados que alguien que elimina una tonelada de comida chatarra de su dieta y comienza a racionar sus porciones, o como alguien que comienza a hacer actividad cardio por primera vez.

Para aquellos que ya hacen un poco de

ejercicio o que ya comen de manera saludable, es posible que tengan que esforzarse más en la dieta 5:2, que alguien que ya tiene una vida con sobrepeso u obesidad.

¿Cómo me sentiré cuando estoy ayunando?

Hay muchos síntomas que las personas suelen sentir cuando ayunan. Algunas personas sienten hambre, lo que debe esperarse. Aquellos que luchan contra el hambre deben tratar de beber agua, distraer la mente realizando otras actividades como leer o limpiar, y deben intentar hacer ejercicio. Beber y hacer ejercicio son formas comprobadas de controlar el hambre, y desviar la atención de los alimentos será la forma más fácil de ignorar los antojos.

La boca seca es otra queja, y mantenerse hidratado va a eliminar este problema. Mantenga una botella de agua o una bebida con usted en todo momento durante los días de ayuno, para asegurarse de tomar una bebida en lugar de un bocadillo.

Los escalofríos y el frío pueden asociarse con el ayuno. El uso de una capa adicional de ropa o el ejercicio será benéfico para este síntoma del ayuno. Es posible que incluso desee apagar su aire acondicionado, o aumentar un poco el calor durante los días en que ayuna para evitar molestias.

Si está lidiando con el insomnio como resultado del ayuno, hacer ejercicio antes de acostarse puede ayudar, al igual que agregar suplementos como la melatonina. Algunas personas se sienten distraídas cuando ayunan. Si tiene una mente nublada, levántese y camine por la oficina o tome un poco de aire fresco, y luego regrese a lo que está haciendo.

Si en algún momento siente que va a desmayarse o si hay algo increíblemente mal durante el ayuno, coma algo rico en proteínas y beba agua, y llame a su médico. Es posible que tenga una condición de salud subyacente que desconoce.

Planeando la dieta

Planear su dieta va a ser uno de los aspectos más importantes para su éxito porque desea estar preparado para sus días de ayuno. Usted quiere un plan por adelantado con sus comidas ya escritas, por lo que sabe lo que va a comer para cumplir con su cuota de calorías, y quiere planear cosas para distraerse, para no pasar por la cocina buscando comida.

Aquí hay algunas preguntas frecuentes sobre cómo programar y completar los días de ayuno que las personas preguntan, y lo que debe saber.

¿Deben los 500 días de calorías ser consecutivos?

No importa cómo decida programar sus días de ayuno durante la semana. Si está comenzando la dieta, es posible que no quiera juntar sus días de ayuno, especialmente si lucha por no comer durante las 36 horas. En su lugar, es posible que desee separarlos y elegir los martes y viernes, por ejemplo.

Es posible que le sea más fácil superar el ayuno sabiendo que puede comer lo que quiera en solo un día, en lugar de tener que esperar tres días para salir de los días de ayuno de 500 calorías.

A medida que pasa el tiempo, es posible que desee que los días se acerquen más, o puede hacerlos seguidos para evitarlos o para aumentar la pérdida de peso. Puede ver lo que ha planeado para actividades sociales o entrenamientos, y luego decidir qué días quiere ayunar durante la semana.

¿Las 500 calorías deberían distribuirse en los días o en una comida?

La investigación tiene muchas respuestas diferentes para esta pregunta, y la respuesta es elegir lo que mejor se adapte a tu horario y a ti. Si quieres crear dos comidas con tus 500 calorías y prevenir comer más de estas calorías, elige eso.

Si deseas hacer una comida grande por la mañana o por la noche, asegúrese de utilizar sabiamente sus calorías. Algunas personas optan por comer un puñado de bocadillos pequeños a lo largo del día hasta que alcanzan sus 500 calorías. Asegúrese de anotar lo que está comiendo y cuántas calorías consumió para no sobrepasar su límite, o planifique con anticipación lo que va a comer para no tener accidentes y no lo haga. engañar.

¿Debo contar calorías en días sin ayuno?

No es necesario contar las calorías en los días sin ayuno, pero si controla su ingesta de calorías aumentará los resultados de la pérdida de peso. Si puedes limitarte como mujer a 2,000 calorías y a 2,400 calorías como hombre, esto es ideal.

Crear un plan de comidas y asegurarse de comer porciones saludables será una excelente manera de adaptarse a esta dieta y mejorar los resultados de su cambio de estilo de vida. También puede comer alimentos más saludables con regularidad, pero aun asícomer un postre o un bocadillo cuando lo desee. Podras comer cosas que no te gustan si lo haces con moderación.

¿Puedo hacer ejercicio en los días de ayuno?

No solo los participantes 5: 2 pueden hacer ejercicio en los días de ayuno, en realidad se recomienda. Los estudios han demostrado que el ejercicio en días de ayuno puede conllevar a una mayor pérdida de peso. El ejercicio ayudará a aumentar su tasa metabólica, por lo que estará quemando más grasa cuando el cuerpo la tome como combustible en lugar de alimentos durante un entrenamiento y después de él.

Si se siente débil o tembloroso por el ayuno, no debe hacer ejercicio. No te exijas si no te sientes bien mientras ayunas. Es posible que su cuerpo no tenga suficiente combustible para soportar su entrenamiento. En su lugar, planea entrenamientos ligeros al principio en los días de ayuno, y luego continúa tu camino hacia entrenamientos más extenuantes y avanzados.

¿Debería ayunar si me enfermo?

Si se enferma, debe evitar el ayuno y mejor vea a un profesional médico. No quiere poner en peligro su salud ni su sistema inmune mientras está enfermo, esto puede empeorar su condición o retrasar su recuperación.

Una vez que esté completamente sano y se sienta 100 por ciento nuevamente, obtenga la autorización de su médico para comenzar a ayunar nuevamente. Si se enferma o se siente mal es algo que ocurre con frecuencia, considere aumentar la ingesta de vitamina E y zinc, y tomar probióticos.

¿Qué pasa con los carbohidratos y los

azúcares?

Al ayunar, lo mejor es evitar los carbohidratos y los alimentos con alto contenido de azúcar, pero también es importante conocer las diferencias entre los carbohidratos buenos y los malos. Los alimentos que son carbohidratos simples, como almidones blancos, gaseosas, azúcar, jarabes y otras cosas, se consideran carbohidratos malos porque casi no proporcionan beneficios nutricionales para el cuerpo y se descomponen rápidamente, lo que lo hace sentir hambre después de su consumo.

Los carbohidratos complejos, como los cereales integrales, brindarán muchos beneficios nutricionales y lo dejarán sintiéndose más satisfecho por más tiempo. Los alimentos como el arroz integral, las pastas y los panes integrales, la harina de avena y los cereales integrales son los mejores.

El azúcar se encuentra naturalmente en muchas frutas y otros alimentos, pero es importante limitar su consumo. Además de limitar los bocadillos azucarados, controle la cantidad de jugo que toma y las frutas que come durante el día si está preocupado por el azúcar.

Capítulo 4: Armas secretas para los días de ayuno.

La forma en que elija comer en sus días de ayuno puede predecir si puede seguir el plan de dieta o no. La manera en que come en sus días sin ayuno puede determinar cuánto más peso puede perder, además del peso que está perdiendo con el ayuno.

Seguir una buena dieta durante todo el proceso de 5:2 será más fácil si toma decisiones inteligentes, porque puede comer alimentos más saludables que tengan menos calorías. Hay algunas cosas a tener en cuenta al elegir artículos.

Ingesta alta en proteínas

Los alimentos que son altos en proteínas,pero bajos en grasa son ideales para cualquier dieta, especialmente en los días de ayuno. Esto significa pescado, nueces, carnes magras y leche descremada, solo por nombrar algunas. Los alimentos ricos en proteínas son mejores porque te harán sentirte lleno por más tiempo, reduciendo los antojos y evitando que sientas hambre poco después de comer.

Comer proteínas después de un entrenamiento es increíblemente importante si buscas tonificar tu cuerpo y desarrollar músculo. La proteína lo ayudará a sentirse satisfecho después del entrenamiento, y los aminoácidos lo ayudarán a reparar los tejidos musculares y a construir sus músculos.

Baja ingesta de carbohidratos

Ya hemos discutido las diferencias entre los carbohidratos buenos y malos, pero también es importante limitarlos si usted está comiendo carbohidratos buenos o malos. Debes tratar de consumir la mayoría de tus carbohidratos en el desayuno o el almuerzo, para que no estén sentados en tu estómago durante la noche, mientras que tu cuerpo no consume mucha energía.

Consumir bajas cantidades de azúcar

Demasiado azúcar puede aumentar su riesgo de enfermedad cardíaca y deprimir la función cardíaca. El azúcar también es directamente una causa de la grasa del vientre y las caries. Demasiado azúcar puede incluso llevar a una condición llamada resistencia a la leptina, que puede llevar a una variedad de complicaciones de salud e incluso a la muerte. Demasiado azúcar es malo para el hígado, puede hacer que se bloquee durante todo el día, y es mejor evitarlo.

No puede eliminar todo el azúcar de su dieta ya que el azúcar se encuentra naturalmente en las frutas y otros alimentos, pero es mejor evitar el exceso de azúcar. Mejorará su capacidad para perder peso y estar más saludable.

Evite el exceso de sodio

Comer por encima de la cantidad diaria recomendada de sodio causa problemas cardíacos. Obliga al cuerpo a retener el agua, lo que lo hace sentirse hinchado y lo pone en riesgo de sufrir un ataque cardíaco. Evitar los alimentos ricos en sodio ayudará a que se sienta con más energía porque su corazón puede funcionar correctamente y ayudará a su cuerpo a eliminar las toxinas.

Ingesta de fibra

Para que su cuerpo funcione de manera eficiente, necesita aumentar la cantidad de fibra que consume en su dieta. La fibra tiene muchos beneficios para la salud, como reducir el azúcar en la sangre, reducir el colesterol en su cuerpo e incluso prevenir la formación de cáncer de colon. La fibra también ayuda en la digestión y la absorción de nutrientes.

No es difícil aumentar la ingesta de fibra. Al aumentar la ingesta de frutas y verduras en su dieta, agregará fibra de forma natural. Coma alimentos integrales, como panes, arroz y cereales. También te sentirás más lleno por más tiempo, lo que facilitará la pérdida de peso. Hay más fibra en el pan integral que en blanco y reemplazar el arroz integral por arroz blanco también es un truco fácil para aumentar su consumo de fibra. En general, debes incluir fibra en cada comida.

Consumo de agua

La mayoría de las personas andan deshidratadas porque no beben suficiente agua. A menudo, cuando muchas personas piensan que tienen hambre, en realidad tienen sed. Debe beber de 30 a 45 ml de agua por cada kilo. Entonces, si pesas 70 kg, debes beber de 2 a 4 lt de agua. Si está muy activo, debería estar en la parte alta de este cálculo. Beber mucha agua ayudará a eliminar las toxinas de su cuerpo y se sentirá mejor. Si siempre tienes agua cerca, lo mejor es que la bebas.

Capítulo 5: Recetas

Creando su dieta de días sin ayuno

Al crear su dieta, es importante que los hombres consuman 2,400 calorías por día y que las mujeres no consuman más de 2,000 calorías en los días sin ayuno si quieren perder peso. Debe establecer una cantidad asignada de calorías para cada comida y merienda, de modo que no coma en exceso por algún descuido. Aquí hay una muestra sencilla para un hombre, y luego se adapta a lo que funciona para usted con sus comidas.

Desayuno: 600 calorías.

Merienda: 250 Calorías

Almuerzo 600 calorías

Merienda: 250 calorías.

Cena: 600 calorías.

Una vez que decida dónde quiere utilizar la mayor cantidad de calorías, decida qué va a comer o se asegura de mantener esa cantidad cuando comience a preparar o pedir su comida.

A continuación, tenemos recetas que puede usar para planificar sus comidas. Estas recetas le dan un ejemplo de la variedad de alimentos que puede comer en los días de ayuno y banquetes.

Recetas de desayuno sin ayuno de día con menos de 500 calorías

Sándwich de muffin inglés con mantequilla de maní y plátano

Este sándwich de mantequilla de maní y plátano es una versión más saludable de un sándwich de mantequilla de maní tradicional. También es muy fácil de hacer cuando tienes prisa por la mañana.

Extienda cada mitad de un muffin de trigo integral tostado inglés con 1 cucharada. mantequilla de maní

Cubra cada mitad con ¼ de plátano rebanado

Agrega un puñado de arándanos al plato.

Calorías totales: 406

Omelette de tostada yhuevo

Esta será una comida muy abundante cuando tenga un día largo o cuando tenga un entrenamiento riguroso planeado.

- Cocine 1 huevo y 2 claras de huevo en una sartén hasta que esté lo suficientemente sólido como para voltear.
- Añadir las espinacas, los tomates y queso mozzarella.
- Dobla los huevos por la mitad para crear una tortilla, haciendo que el queso se derrita por dentro.
- Añada dos trozos de pan tostado integral.

Calorías totales: 391

Burrito de desayuno

Un burrito de desayuno es excelente cuando quieres cambiar las cosas y estás buscando algo que se haga rápido.

- Un huevo grande revuelto.
- 2 cucharadas de queso cheddar rallado.
- 2 cucharadas de tomates picados.
- 2 cucharadas de salsa.
- Una tortilla de grano entero para envolver todo.

Calorías totales: 259

Tostadas francesas crujiente

Esta es una deliciosa tostada francesa crujiente que te dejará satisfecho, y se siente como una comida, aunque sea saludable.

- Batir 2 huevos medianos y 1 taza de leche.
- Machacar 1 taza de copos de maíz.
- Sumerja 2 trozos de pan integral tostado en la mezcla de huevo y luego en los copos de maíz.
- Poner en una hoja de horno antiadherente.
- Hornear a 200 grados. 3 minutos por cada lado.
- Servir con 2 cucharaditas. de miel natural.
- Añadir 1 taza de arándanos.

Calorías totales: 423

Muffins de banana

Estas son geniales para hacer por adelantado y puedes comerlas durante la semana, y combinarlas con diferentes frutas o jugos para mezclar las cosas.

- Precalentar el horno a 350 grados.
- Prepare una caja de muffin de maíz como se indica.
- Añadir la mitad de un plátano roto.
- Hornee como se indica en la caja.
- Añadir una taza de fresas.

Calorías: 474 para 2 Muffins y Fresas.

Día de ayuno Recetas de desayuno de menos de 100 calorías

Estas son todas opciones excelentes y saludables que puedes probar cuando tienes suficientes calorías para sacrificar, y puedes mezclar las frutas y nueces que pones en todas las comidas. Aquí hay 5 opciones de desayuno con menos de 100 calorías que querrá probar en los días en que está ayunando, y no quiere perder el conteo de calorías en una sola comida.

Yogur y fruta

Tome un envase de un yogur ligero que contenga menos de 100 calorías y agregue unas cuantas fresas o un puñado pequeño de arándanos, y podrá mantener menos de 100 calorías.

Pan de trigo, plátano y mantequilla de almendras

Con el pan de trigo bajo en calorías puede tomar una rebanada, untarla con una cucharada o menos de mantequilla de almendra y cortar trozos de plátano para cubrir la parte superior por menos de 100 calorías.

Huevo duro y una naranja

Prepare huevos duros por adelantado y coma uno con una naranja mientras sale por la puerta para un desayuno rápido y bajo en calorías. Calorías totales: alrededor de 100

Requesón y fresas

Mezcle la mitad de una taza de queso cottage sin grasa, junto con unas cuantas fresas picadas para una comida de relleno llena de calcio. Calorías totales alrededor de 90.

Muffin Inglés sándwich de huevo blanco

Tome un bollo inglés de grano entero bajo en grasa y sodio, agregue una clara de huevo, y cubra la clara de huevo con una rodaja de tomate. Calorías totales alrededor de 100.

Recetas de comidas sin ayuno

Crujiente Atún Wrap

Este es un giro fácil en un sándwich de atún que tiene proteínas, omega 3 y otros beneficios para la salud.

- Mezcle ½ lata de atún con ¼ de taza de yogur griego.
- Agregue 3 rebanadas de pimiento rojo picado y un trozo de apio.
- Extiéndalo sobre una tortilla de grano entero y agregue un puñado de espinacas pequeñas o lechuga romana.
- 1 taza de zanahorias pequeñas como lado con 3 cucharadas de hummus.

Calorías totales: 275

Burrito de frijol negro picante

Los frijoles negros no solo son ricos en proteínas y en relleno, sino que también son una gran fuente de fibra para su dieta.

- Coloque una tortilla de grano entero plana.
- Añadir ¼ taza de frijoles y la mitad de un aguacate en rodajas.
- Espolvoree ¼ de cebolla roja pequeña.
- Un chorrito de salsa picante.
- Combínelo con una docena de chips de tortilla y un ¼ de salsa.

Calorías totales: 375

Queso A La Parrilla Con Tomate Y Pavo

Este favorito de la infancia se ha vuelto más saludable y delicioso cuando agrega carne magra y verduras ricas.

- Rocíe un Panini o una máquina de asar con aceite de oliva.
- Ponga un pedazo de pan de grano entero hacia abajo.
- Agregue una rebanada de queso provolone, 3 rebanadas de pavo y dos rebanadas de tomate.
- Agregue la segunda pieza de pan integral y presione hacia abajo para cocinar.
- Añadir una manzana a la comida.

Calorías totales: 345

Pavo Pita Bolsillo

Esto es rápido, fácil y excelente si tiene que preparar su almuerzo para el día.

- Corta un bolsillo de pita por la mitad y

rellena cada lado con 3 piezas de pavo en rodajas, un cuarto de manzana en rodajas, una cucharada de queso rallado y una taza de espinacas baby.

- Coma la parte restante de la manzana.

Calorías totales: 400

- Tazón De Burrito De Pollo

- Agregue 1/4 taza de frijoles negros, 1 cucharadita. caldo de pollo, una pizca de comino y pimienta de cayena y una pizca de ajo en polvo. Mezclar todo junto.

- Mezcle 1/2 taza de col roja rebanada, 3 onzas de pechuga de pollo asada precocida, 2 cdas. de yogur griego sin grasa, 2 cdas. salsa fresca

Calorías totales: 350

Día de ayuno Recetas de almuerzo bajo 200 calorías

Setas cremosas de ajo en pan tostado

Tiempo de preparación: 5 minutos.

Tiempo de cocción: 10 minutos.

Tiempo total: 15 minutos.

Flora - Margarina Pro Active, 15 g

Diente de ajo, 1 diente medio (4 g) (pelado y picado)

100 g de champiñones, limpiados y pelados si es necesario (cortar en rodajas)

Filadelfia - Queso crema suave - Grasa completa - Ajo y hierbas, 20 g

1 rebanada de pan integral

Sal y pimienta para probar

Perejil fresco (para decorar)

- Ponga la mitad de la margarina en una sartén y caliente a fuego medio, antes de agregar el ajo; Cocine por 1 minuto y luego agregue los champiñones rebanados y cocine a fuego medio a bajo durante 5 a 7 minutos.
- Agregue el queso crema y cocine por otros 2 a 3 minutos, hasta que el queso crema se haya derretido en los champiñones. Sazone al gusto con sal y

pimienta.

- Mientras tanto, tueste el pan y extienda la margarina restante sobre él - córtelo en 4 triángulos y vierta los cremosos champiñones de ajo por encima y decore con perejil fresco.

Paso 4 Servir inmediatamente.

Calorías totales: 190

Salmón ahumado Pitta Pizza

1 pita de trigo integral

1 cucharada de queso crema Filadelfia - bajo en grasa - cebollino y cebolla - queso crema bajo en grasa Cebolleta y cebolla

Rebanadas de salmón ahumado 25 g

1/4 de cebolla roja, pelada y picada finamente.

1 cucharadita de alcaparras, escurridas

Hojas de lechuga de cordero, unos 40g.

Eneldo fresco o seco

1 rodaja de limón

- Precaliente el horno a 180C / 160C Ventilador / Gas Mark 4
- Unte el pan pitta con el queso crema bajo en grasa y luego cubra con los trozos de salmón ahumado. Dispersar la cebolla roja picada en la parte superior y luego las alcaparras.
- Hornee por 10 minutos, o hasta que el pan de pitta esté dorado y crujiente alrededor de los bordes.

- Sirva inmediatamente con una rodaja de limón, y eneldo fresco picado (o un poco seco), así como algunas hojas de lechuga fresca de cordero.

Calorías totales: 198

Sopa minestrone

1 cucharada. aceite de colza prensado en frío

1 cebolla, finamente picada

2 dientes de ajo gruesos, machacados

2 tallos de apio, picados

2 calabacines medianos, picados

8 zanahorias medianas, picadas

100g de espinacas, picadas

3 x 400g latas de tomates picados

2 x 400g latas de frijoles cannellini

150 g de pasta de lubella (u otra)

5 pintas / 10 tazas de caldo de verduras

2 cucharadas. Pure de tomate

Una buena molienda de sal y pimienta recién molida.

Un generoso puñado de perejil fresco, picado.

- Saltear la cebolla en ajo en el aceite de colza hasta que esté suave y translúcida. Luego agregue el apio, el calabacín y las zanahorias y cocine suavemente por unos minutos.

- Agregue los tomates, el puré de tomate, los frijoles, las espinacas y el caldo de verduras. Mezcle bien y deje hervir, luego reduzca el fuego, cubra y deje cocer a fuego lento durante 15 minutos.
- Agregue la pasta y cocine por otros 15 minutos. Sazone y agregue las hierbas frescas.

Calorías totales: 198

Sopa de tomate asado y ajo

500 g (1 libra 2 ozs) de tomates maduros, cortados en cuartos

2 cebollas rojas, peladas y cortadas en gajos.

1 bulbo de ajo, dividido en clavos, pelado.

1 pimiento rojo, sin semillas y troceado

Spray de cocina bajo en grasa

600ml (1 pinta) de caldo de verduras caliente

1 cucharada de vinagre balsámico

1 cucharada de salsa inglesa

Sal y pimienta negra

Albahaca fresca para adornar

- Precaliente el horno a 220C / 400F / Gas Mark 7 y ponga los tomates, las cebollas, el ajo y el pimiento rojo en una lata grande para asar; Sazone con sal y pimienta y rocíe con un poco de spray bajo en grasa. Asar por 45 minutos hasta que las verduras comiencen a carbonizarse en los bordes y estén suaves.

- Retire las verduras del horno y deje enfriar durante unos minutos. Luego, haga un puré de todas las verduras en un procesador de alimentos con el caldo, el vinagre y la salsa Worcester.
- Inclina el puré en una cacerola y calienta durante 3 a 5 minutos antes de servir con hojas de albahaca frescas esparcidas sobre la sopa.
- Esta sopa también es maravillosa en frío, cocine como se indicó anteriormente y deje que se enfríe, si no hay espacio en la nevera, sírvala fría con unos cuantos cubitos de hielo en la sopa y las hojas de albahaca como antes.

Calorías totales: 70

Frijoles italianos

Para 4 personas

1 cucharada. aceite de oliva

4 dientes de ajo machacados

Estaño cortado en cubitos de 400g

2 cucharaditas de azúcar

2 x 400 g de latas de mantequilla, enjuagadas y escurridas

Pequeño racimo de albahaca, picado

Calentar el aceite en una cacerola mediana y freír el ajo durante 1 minuto. Añadir los tomates, el azúcar y el condimento. Punta en los frijoles y un chorrito de agua. Cubra y cocine a fuego lento durante 5 minutos. Agregue la albahaca y sirva.

Calorías totales: 140

Recetas de la cena del día sin ayuno

Bacalao Al Horno De Una Bandeja Provenzal

Porciones 2
Tiempo de preparación: 10 minutos.
Tiempo de cocción: 20 minutos.

1 pimiento rojo, sin semillas y cortado en gajos.
1 pimiento amarillo, sin semillas y cortado en gajos.
1 calabacín en rodajas gruesas
1 cebolla roja, pelada y en rodajas.
Spray de cocina de 1 cal.
2 x 150g de filetes de bacalao, sin piel
100 g de tomates cherry
30 g de aceitunas negras escurridas y enjuagadas
ralladura y jugo de ½ limón
1 cucharada. hojas frescas de orégano o tomillo
sal y pimienta

- Caliente el horno a 200°C / 400°F / marca de gas 6. Coloque los pimientos, el calabacín y la cebolla picados en una fuente para hornear poco profunda. Rocíe con un poco de aceite en aerosol para cocinar, sazone bien con sal y pimienta y ase durante 10 minutos.
- Coloque los filetes de bacalao encima, sazone y rocíe con aceite en aerosol para cocinar. Dispersar los tomates, las aceitunas y la ralladura de limón alrededor del pescado, y exprimir sobre el jugo de limón. Espolvoree con las hierbas, vuelva a sazonar y hornee durante 8 a 10 minutos, hasta que el bacalao haya adquirido un color blanco más denso (esto muestra que está cocido). Esparcir con las aceitunas y servir de inmediato.

Calorías totales: 247

Hamburguesas De Frijoles Picantes Mexicanos

Para 4 personas
Calorías por porción: 244 con halloumi; 459 con pan de hamburguesa, halloumi, guacamole y ensalada
Tiempo de preparación: 20 minutos, más enfriamiento.
Tiempo de cocción: 20 minutos.

Spray de cocina de 1 cal.
1/2 cebolla roja, pelada y finamente picada.
4 cebolletas, finamente rebanadas
2 dientes de ajo, finamente picados
1 chile rojo grande, deseeded y finamente picado
2 cucharaditas de mezcla de especias mexicanas o cajún 10
1½ x 400 g de latas de frijoles mezclados, escurridos y enjuagados
1 huevo batido
50 g de migas de pan frescas

2 cucharadas. hojas de cilantro fresco picado
jugo de ½ lima
Queso feta bajo en grasa 75 g, desmenuzado
80 g de queso halloumi bajo en grasa
sal y pimienta

Extras opcionales por hamburguesa:
1 bollo de hamburguesa de granero tostado y tostado
1 cucharada. guacamole bajo en grasa
10g hojas de cohete
1 tomate, rebanado

- Rocíe una sartén antiadherente con un poco de aerosol para cocinar de 1 cal. Agregue la cebolla y las cebolletas, sazone con sal y pimienta y freír a fuego lento durante unos 5 minutos, hasta que se ablanden, pero no de color.
- Agregue el ajo, el chile y la especia Cajun, luego fríe durante 2 a 3 minutos. Pica en un tazón, agrega los

frijoles y machaca aproximadamente.

- Deje que se enfríe un poco, luego agregue el huevo, las migas de pan, el cilantro y el jugo de limón. Sazonar bien, luego mezclar para combinar. Revuelva suavemente en el queso feta desmenuzado.
- Moje sus manos ligeramente, luego forme la mezcla en 4 empanadas grandes. Enfriar en la nevera durante 20 minutos para reafirmar.
- Precaliente la parrilla a medio. Rocíe un poco más de aerosol para cocinar en una sartén a prueba de parrilla y caliente a fuego medio. Agregue las hamburguesas y fríalos por 3–4 minutos por cada lado, hasta que se doren. Cubra cada hamburguesa con una rodaja de halloumi, luego cocine a la parrilla durante 3 a 4 minutos, hasta que el queso burbujee y se derrita. 6. Sirva en panecillos tostados con guacamole, hojas de cohetes y tomates rebanados, si lo desea.

Calorías totales: 244 con halloumi. 459 con pan de hamburguesa, halloumi, guacamole y ensalada

Mejillones al estilo italiano

Para 4 personas

3 cucharadas de aceite de oliva virgen extra

4 filetes de anchoa en aceite

3 cucharadas de aceitunas deshuesadas 'secas', en rodajas

6 dientes de ajo, en rodajas finas

2 hojas de laurel

6 tomates grandes de ciruela, picados en trozos grandes

Vino blanco seco 150ml

1kg de mejillones limpios

Pan crujiente o papas fritas, para servir.

- Calienta el aceite suavemente en una sartén muy grande o en una olla. Agregue las anchoas y cocine a fuego lento durante unos minutos, hasta que empiecen a romperse. Agregue las aceitunas, el ajo, las hojas de laurel y los tomates, y cocine por 5 minutos. Vierta el vino y cocine a fuego lento durante 5 minutos.

- Agregue los mejillones, revuelva bien, cubra con una tapa y cocine a fuego medio durante 5 minutos, agitando la sartén de vez en cuando. Una vez que todos los mejillones se hayan abierto, sirva inmediatamente en tazones calientes.

Calorías totales: 218

Suela de limón de freír con mantequilla de camarones y alcaparras

Para 4 personas

50 g de mantequilla, más extra para freír

2 cucharadas de alcaparras, picadas aproximadamente

1 cucharada de perejil rizado finamente picado

4 filetes de suela de limón deshuesados

2 cucharadas de harina

Pizca De Pimienta De Cayena

Camarones de 57g en maceta marrón

Pimienta blanca molida

½ limón

Patatas hervidas, para servir.

- Derretir la mantequilla en una cacerola pequeña. Agregue las alcaparras y caliente durante unos minutos, luego agregue el perejil y deje reposar.
- Seque el pescado con pimienta de cocina y déjelo a un lado. Espolvoree la harina en un plato grande y sazone con

pimienta de cayena y sal y pimienta. Sumergir el pescado en la harina para cubrir ligeramente ambos lados.

- Caliente un botón de mantequilla en una sartén grande y, una vez espumada, agregue el pescado, con la piel hacia abajo. Cocine por 2 minutos, voltee y cocine por 1-2 minutos más hasta que esté completamente cocido.
- Agregue los camarones a la mantequilla de alcaparras, sazone con pimienta y un chorrito de limón; calentar suavemente. Servir con el pescado y las patatas hervidas.

Calorías totales: 280

Suelas de tapenade

Para 4 personas

8x75g aprox. Filetes de lenguado, sin piel (o use 4x150g aprox. filetes de cola de bacalao o eglefino, sin piel)

4 cucharadas de tapenade de aceitunas verdes

1 cucharada de aceite de oliva

Botón de 250 g de setas de castaño, en rodajas o en cuartos

100ml de vino blanco seco o vermut

1 cucharada de mostaza Dijon

50 g de mantequilla

1 cucharada de estragón fresco, finamente picado

Puré de cebolleta y espinacas marchitas, para servir.

Prepárelas hasta con un día de anticipación, simplemente manténgase frío en la nevera.

- Corte un cuadrado de Clingfilm y colóquelo plano sobre una superficie. Coloque los filetes de pescado, con la piel hacia arriba, en el centro de la plaza y sepárelos con ½ cucharadas de tapenade. Enrolla el pescado desde el extremo estrecho hasta el extremo grueso y enrolla el Clingfilm para encerrarlo, formando una forma de salchicha. Sigue girando los lados firmemente para sellar.

- Lleve una cacerola pequeña de agua a ebullición, agregue el pescado y cocine a fuego lento durante unos 7-8 minutos, hasta que esté cocido.

- Mientras tanto, caliente el aceite en una sartén grande, agregue los champiñones con una pizca generosa de sal y fríalos durante 10 minutos hasta que estén dorados. Dejar de lado.Caliente el vino y la mostaza en una sartén, forme una burbuja hasta que se reduzcan a aproximadamente 3 cucharadas. Bate la mantequilla, una perilla a la vez, hasta que quede cremosa y suave. Agregar los champiñones cocidos y el estragón y calentar, revolviendo.

- Retire el pescado de la envoltura de plástico y corte cada uno por la mitad; Cuchara sobre la salsa y sirva.

Calorías totales : 283

Recetas de la cena del día de ayuno

Mezcla de queso de remolacha y cabra

225 g de remolacha cruda o cocida, en cubos (si se usa cruda, pele primero)

40 g de queso de cabra, desmenuzado

25g de brotes de guisante

- Mezcle la remolacha y el queso de cabra y sazone con sal y pimienta. Coloque la mezcla sobre un lecho de brotes de guisantes.
- Huevo Escalfado, Salmón Ahumado Y Espárragos

Calorías totales: 215

Huevo Escalfado, Salmón Ahumado Y Espárragos

Espárragos 80g

1 huevo

10 g de yogur natural bajo en grasa

1 cucharadita de eneldo, finamente picado

1 cucharadita de jugo de limón

50g de salmón ahumado salvaje de Alaska

- Cocer los espárragos en agua hirviendo durante 2-3 minutos. Escurrir y sumergir inmediatamente en agua helada.
- Escalfar el huevo.
- Para hacer el aderezo, combine el yogurt natural con el eneldo y el jugo de limón.
- Servir el salmón ahumado, los espárragos y el huevo escalfado con el aderezo a un lado.

Calorías totales: 195

Curry de gambas Pathai

95g de cebolla roja, en rodajas

100 g de langostinos crudos

1 cucharadita de pasta de tamarindo

1 puñado de hojas de cilantro fresco

Para la pasta masala.

1 cucharadita de semillas de cilantro

11/2 cucharadita de cúrcuma

1/2 cucharadita de semillas de comino

1 diente de ajo

1 chile rojo seco

- Primero, haga la pasta de masala agregando todos los ingredientes de masala a un procesador de alimentos. Bendice con 100 ml de agua para hacer una pasta fina.
- Agregue la pasta junto con la cebolla, las gambas, la pasta de tamarindo y la mitad del cilantro en una sartén. Llevar a ebullición y cocer a fuego lento durante aproximadamente 8 minutos, hasta que las gambas estén cocidas y la salsa haya espesado.

- Servir acompañado con el resto de cilantro.

Calorías totales: 140

Sopa de fideos caliente y amarga

Para 1 persona
Listo en 15 minutos

250 ml de caldo de pollo

250 ml de agua

1 cucharada. (25g) pasta de miso

3 cebolletas, peladas y ralladas

½ zanahoria, pelada y cortada en cerillas

½ palo de hierba de limón, finamente rallado

Pulgar de jengibre pequeño, pelado y cortado en cerillas.

1 chile rojo, sin semillas y cortado en aros.

100 g de champiñones, lavados y rebanados

200g de fideos konjac

1 cucharadita de vinagre de arroz

• Lleve el caldo de pollo, el agua y la pasta de miso a fuego lento. Agregue las cebolletas, la zanahoria, la hierba de limón, el jengibre, el chile y los champiñones. Cocine suavemente durante 10 minutos.

• Escurra los fideos a través de un tamiz y enjuague bajo el grifo durante aproximadamente un minuto. Coloque los fideos en una sartén amplia y caliéntelos a fuego alto durante 5 a 7 minutos, revolviendo ocasionalmente, hasta que los fideos estén secos y ya no estén al vapor.

• Transfiera los fideos a un recipiente ancho. Agregue el vinagre de arroz a la sopa caliente y vierta sobre los fideos. Servir inmediatamente.

Calorías totales: 115

Hamburguesas de frijoles picantes

Para 4 Hamburguesas • PREP 5m • COCINAR 8m

1 × 400 g de latas de cannellini, enjuagadas y escurridas

1 cucharada. Pure de tomate

50g de harina de pan integral

4 cebolletas, cortadas y picadas

1 diente de ajo, pelado y triturado.

1 cucharadita de hojuelas de chile

Sal y pimienta negra recién molida.

4 cucharaditas de aceite de girasol (1 cucharadita por hamburguesa)

• Use un triturador de papas para machacar bien los frijoles. Agregue el puré de tomate, las migas de pan y las cebolletas y el ajo machacado. Añadir los chiles y un poco de sal y pimienta. Mezclar bien.

• Divide la mezcla en 4 porciones y forma bolitas. Colocar en una bandeja o plato para hornear. Aprieta la pelota hacia abajo con la palma de tu mano para formar una hamburguesa. Las hamburguesas se pueden enfriar en esta etapa y se mantendrán refrigeradas durante 2 días.

• Cuando esté listo para cocinar las hamburguesas, caliente el aceite en una sartén a fuego medio. Agregue las hamburguesas a la sartén y cocine por 3-4 minutos de cada lado hasta que estén doradas. Servir caliente.

Calorías totales: 118

5 postres de día sin ayuno

Sorbete de limón

Sirve: 4-6

120g (4oz) de azúcar en polvo

Ralladura de 1 limón

Jugo de 5 limones

1 clara de huevo mediana

- Haga un jarabe con el azúcar, 300 ml (½ pt) de agua y la ralladura de limón, luego cocine a fuego medio. Revuelva hasta que el azúcar se haya disuelto completamente. Deje enfriar.
- Exprima y tamice los limones, luego vierta el jugo en el almíbar enfriado.
- Revuelva bien, luego pruebe para comprobar que la mezcla tiene suficiente limón, ya que el jugo producido por los limones varía, y posiblemente necesite uno más.
- Verter la mezcla en un recipiente y transferirla al congelador.
- Cada hora aproximadamente, bata bien la mezcla para asegurarse de que no

forme grandes cristales de hielo.

- Devuelva rápidamente el recipiente al congelador después de cada mezcla. Este procedimiento debe ser seguido durante varias horas.

- Cuando la mezcla parezca que está comenzando a fraguarse, bata la clara de huevo hasta que esté rígida, luego dóblala con cuidado en el sorbete de fraguado. Use un movimiento de corte cuando lo doble, en lugar de batir, para no perder demasiado aire.

- Vuelva al congelador nuevamente y deje hasta que la mezcla esté completamente sólida.

- Consejos: Si se sirve en vasos se congelan los bordes con azúcar. Solo humedezca con jugo de limón, luego sumérjalo en azúcar. Para servir en una cáscara de limón, corte la parte superior de 4-6 limones. Con cuidado saque los interiores (utilícelos para el jugo). Siga la receta hasta el paso 7 y, después de agregar la clara de huevo, rellene los limones ahuecados con el sorbete. Vuelva a colocar las tapas de limón y congelar hasta que esté sólido.

Calorías totales: 81

Compota de frutas de invierno

4 peras maduras firmes, peladas y cuarteadas.

1 vaina de vainilla, dividida en dos y semillas raspadas

4 cucharadas. miel clara

1 canela en rama

Ralladura finamente rallada y zumo de 1 naranja.

200 g (7 oz) de albaricoques listos para comer

200g (7oz) de ciruelas pasas listas para comer

50 g (2 oz) Craisins (o arándanos secos)

Cordial de flor de saúco de 100 ml (3½ fl oz).

- Coloque las peras en una sartén lo suficientemente grande como para que se ajusten cómodamente en una capa y cubra con 450 ml (¾ pinta) de agua. Agregue la vaina de vainilla y las semillas, la miel, la ramita de canela, la ralladura de naranja y el jugo.

- Poner a fuego lento, tapar y cocinar durante 10 minutos hasta que las peras estén tiernas.
- Agregue los albaricoques, las ciruelas pasas, Craisins y elderflower cordial, cubra y deje enfriar.
- Almacenar, cubierto, en la nevera hasta 1 semana.

Calorías totales: 184

PannaCotta De Frambuesa

Para 4 personas

4 hojas de gelatina

350 ml de leche

300 g de frambuesas

50 g de crema mitad de grasa fraîche

7-8 cucharadas de edulcorante granular bajo en calorías

También necesitarás:

4-6 x 200ml moldes metálicos individuales o moldes.

Use leche desnatada para hacer que este postre sea aún más bajo en grasa.

- Coloque las hojas de gelatina en un tazón, vierta sobre agua fría (se necesita suficiente agua para cubrir las hojas de gelatina) para cubrir y luego deje en remojo durante 5 minutos hasta que se ablanden.
- Calentar la leche en una cacerola pequeña hasta que esté casi hirviendo. Retire la gelatina del agua y exprima el exceso de humedad. Luego

revuelva en la leche caliente hasta que se disuelva. Dejar enfriar un poco.

- Coloque 150 g de frambuesas en un tamiz fino, luego presione a través de la parte de atrás de una cuchara hasta obtener un puré de frambuesas. Mezcle el puré junto con la crema fresca y 5 cucharadas de Canderel, descartando las semillas. Agregue un poco de la mezcla de leche enfriada hasta que quede suave. Luego agregue la mezcla de leche restante.

- Engrase ligeramente 4-6 moldes metálicos individuales o moldes. Divida la mezcla entre estos y luego déjelos en el refrigerador durante al menos 6 horas o toda la noche hasta que se endurezcan.

- Para desmoldar, golpee el fondo y vacíe en un plato o sumerja el fondo del molde en agua caliente antes de colocarlo en un plato para servir. Presione las frambuesas restantes a través de un tamiz, deseche las semillas y mezcle con el resto de Canderel para probar. Rocíe esto alrededor de cada plato antes de servir.

Calorías totales : 11

Manzanas Al Horno De Frutas Y Nueces

Para 4 personas

4 comiendo manzanas, sin corazón

2 cucharadas de azúcar morena

2 cucharadas de pasas

25 g de mantequilla

1 cucharada de canela

Jugo de manzana 200 ml

1 cucharada de miel

200 g de moras

50g de almendras en escamas

Intente usar una variedad de manzanas Gala, Golden Delicious o Honey crujientes para lograr el equilibrio perfecto entre dulce y agrio.

- Precaliente el horno a 180 ° C / 350 ° F / marca de gas 4) Corte la parte superior de cada manzana, pero no deseche ni pele cada fruta.
- Ponga las pasas, el azúcar, la mantequilla y la canela en un procesador de alimentos y pulse varias

veces para obtener una mezcla gruesa y texturizada.

- Rellena cada cavidad de manzana con la mezcla y agrega las tapas. Coloque las manzanas en un plato poco profundo sobre la prueba y vierta sobre el jugo de manzana.
- Hornear durante 30 minutos o hasta que estén tiernos. Espolvoree sobre las almendras y las moras y sirva inmediatamente caliente.

Calorías totales: 120

Frutas asadas de verano

4 nectarinas o melocotones, empedrados a la mitad o en cuartos

4-6 ciruelas, empedradas a la mitad o en cuartos

4 higos

Canela en rama

Vaina de vainilla

200g de azúcar en polvo

2 cucharadas de agua

Yogur de miel de estilo griego

Use las sobras para el desayuno. Las frutas asadas saben muy bien en papilla o con muesli y yogurt.

- Precaliente el horno a 190 ° C / 375 ° F / Gas 5.
- Tome un plato para horno y coloque la fruta en el plato para que esté bien apretado.
- Agregue el palito de canela, divida la vaina de vainilla ligeramente por la mitad para liberar las semillas y el sabor.

- Espolvorear sobre el azúcar y el agua.
- Asa las frutas en el horno hasta que las frutas estén suaves, comience a partirse y tendrá una deliciosa salsa pegajosa formada con los jugos.
- Servir mientras aún está caliente con una buena cucharada de yogur de miel.

Calorías totales: 10

5 postres de ayuno

Panqueques de coco

Porciones: 12-16

125g (4 oz) de harina de llano

Pizca de sal

2 cucharaditas de azúcar en polvo, opcional

2 huevos medianos

Lata de coco de 165 ml, elaborada hasta 300 ml (1/2 pulgada) con leche semidesnatada

Leche semidesnatada o con toda la grasa de 300 ml (½ pinta)

1-2 cucharaditas de aceite de girasol, para cocinar

Cuñas de lima, azúcar y coco rallado tostado para servir, opcional

- Para hacer la masa: Tamice los ingredientes secos en un tazón para mezclar. Hacer un pozo en el centro.
- Agregue los huevos y aproximadamente un tercio de la leche

de coco y la leche. Batir juntos para hacer una masa espesa y cremosa con burbujas que salen a la superficie. Agregue el resto de la leche de coco y la leche (si está usando un procesador de alimentos, agregue harina, sal, azúcar, huevos y la mitad de la leche de coco y la leche hasta que esté suave. Agregue el resto de la leche de coco y leche y pulso que en.

- Para cocinar panqueques: use una sartén para sartenes de 16-18 cm, preferiblemente antiadherente. Calienta la sartén y pincela un poco de aceite sobre la base. Vierta un chorro fino de masa, cubriendo la base de manera uniforme, pero no demasiado espesa. Cocine a fuego medio o bajo hasta que los bordes estén teñidos de marrón y se separen de los lados de la sartén.

- Voltee el panqueque y cocine hasta que esté dorado. Encienda una placa calentada y resistente al calor. Intercala panqueques con papel antigrasa. Cubrir y mantener caliente.

- Si se prepara con anticipación:
- Coloque los panqueques apilados en una bolsa de polietileno y manténgalos en el refrigerador por 3-4 días o congele por hasta 3 meses. Descongele los panqueques, todavía envueltos, a temperatura ambiente durante aproximadamente 2 horas, o en la nevera durante la noche.
- Para descongelar rápidamente:
- Desenvolver, separar y dejar a temperatura ambiente durante 15 minutos.
- Vuelva a calentar los panqueques en una sartén ligeramente engrasada a fuego alto durante unos 30 segundos. Sirva con rodajas de limón, azúcar y un poco de coco rallado tostado para espolvorear sobre ellos.

Calorías totales: 54

Pudin de arroz de almendra de vainilla

Para dos personas

Arroz Ambrosia

Mantequilla

Leche desnatada

- Comience con un poco de arroz Ambrosia y mantequilla en una sartén.
- Encienda su hornilla a fuego medio, derrita la mantequilla y mezcle el arroz para cubrirlo.
- La leche. Leche descremada para ser exactos. Vierta en una taza.
- Usted quiere cubrir el arroz alrededor de 1 / 4-1 / 3 pulgada con leche. Revuelve esto continuamente hasta que tu arroz absorba la leche y se espese.
- Puede ver que a medida que lo agita, se mantendrá a un lado, esto es cuando sabe agregar más leche.
- Así que siga agregando y revolviendo hasta que toda la leche haya sido vertida y el arroz haya empapado todo.
- Ahora, como algunos últimos pasos,

vierta un poco de medio y medio sin grasa, un poco de edulcorante, un poco de pasta de vainilla y un poco de extracto de almendra.

Calorías totales : 120

Budín de banana casero

Sirve: 4-6

4 tazas de leche baja en grasa

2 cajas de budín de vainilla instantáneo sin azúcar

4-6 bananas

2 cajas de obleas de vainilla sin azúcar

1 recipiente sin azúcar CoolWhip

Método

Mezclar la leche y el pudín hasta que espese.

- Coloque las obleas de vainilla en un tazón y cúbralas con bananas.
- Verter la mezcla de pudín sobre los plátanos y esparcir con CoolWhip.
- Repítalo colocando capas de obleas de vainilla, bananas y pudín hasta que lo haya usado todo.
- Refrigere por aproximadamente 2 horas antes de servir.

Calorías totales: 10

Muffins de fresa in grasa

Porciones: 8

1 y 1/4 tazas de harina para todo uso

1/4 taza de azúcar blanco

1/4 taza de azúcar marrón claro, empacado

1/2 cucharadita de bicarbonato de sodio

1/2 cucharadita de canela molida

1 plátano mediano, dividido (machacar 1/2 y cortar la otra mitad en rodajas muy finas)

1/4 taza de compota de manzana

1 clara de huevo, batida

1 cucharadita de extracto de vainilla

1 taza de fresas picadas

- Precaliente el horno a 350F grados. Rocíe la bandeja para muffins con aceite en aerosol. Dejar de lado.
- En un tazón grande, revuelva para combinar la harina, los azúcares, el bicarbonato de sodio y la canela. Cortar el plátano por la mitad y triturar la

96

primera mitad con un tenedor y cortar la segunda mitad en rodajas finas (déjelas a un lado).

- Agregue el puré de plátano a los ingredientes secos y revuelva.
- Agregue la compota de manzana, la clara de huevo batida, la vainilla y revuelva hasta que esté * justo * combinado. No haga sobre mezcla.
- Dobla suavemente las fresas y las rodajas de plátano. Vierta la masa en la bandeja para muffins, llenando aproximadamente 2/3 del camino hacia arriba. Hornee por 15 minutos, o hasta que al insertar un palillo en el medio, salga limpio.
- Los muffins se mantienen frescos y suaves hasta 7 días en un recipiente hermético. Los muffins se congelan bien.

Calorías totales: 90 por panecillo

Galletas con trozos de chocolate sin gluten

Porciones: 12

1 7/8 tazas (260 g) de harina sin gluten para todo uso

1 cucharadita de goma xantana (omita si su mezcla ya la contiene)

6 1/3 cucharadas (57 g) de maicena

1/2 cucharadita de sal kosher

1 cucharadita de bicarbonato de sodio

2/3 taza (133 g) de azúcar granulada

1/2 taza (109 g) de azúcar marrón claro empacado

6 cucharadas (84 g) de mantequilla sin sal, a temperatura ambiente

5 cucharadas (60 g) de manteca vegetal, derretida y enfriada

1 cucharada de extracto puro de vainilla

1 huevo (60 g, sin cáscara) + 1 yema de huevo a temperatura ambiente, batido

1 taza (6 onzas) de chips de chocolate semidulces, mezclados con 1 cucharadita

de maicena

- Precaliente su horno a 325 ° F. Cubra las hojas para hornear con papel pergamino sin blanquear y déjelas a un lado.
- En un tazón grande, coloque la mezcla de harina sin gluten de uso múltiple, la goma xantana, la maicena, la sal, el bicarbonato de sodio y el azúcar granulada, y batir para combinar bien.
- Agregue el azúcar marrón claro y mezcle una vez más para combinar, resolviendo los grumos del azúcar marrón.
- Cree un pozo en el centro de los ingredientes secos, y agregue la mantequilla, la manteca, la vainilla, el huevo y la yema de huevo, mezclando para combinar bien después de cada adición.
- La masa será espesa y suave. Agregue los chips que se lanzan con la maicena y mezcle hasta que se distribuyan uniformemente por toda la masa.
- Divida la masa en trozos de

aproximadamente 2 1/2 cucharadas cada uno, enrolle cada uno firmemente en una bola y luego colóquelos a una distancia de aproximadamente 2 pulgadas sobre las bandejas para hornear preparadas.

- No aplaste las bolas de masa.
- Coloque las bandejas para hornear en el refrigerador o congelador para enfriar hasta que estén firmes (aproximadamente 1 hora en el refrigerador, o 10 minutos en el congelador).
- Una vez que la masa se haya enfriado, colóquela en el centro del horno precalentado y hornee durante 12 minutos, o hasta que las bolas de masa se hayan derretido y se hayan extendido y las galletas queden en el centro.
- Estarán ligeramente dorados alrededor de los bordes, y algunos pueden incluso estar ligeramente húmedos hacia el centro. Tenga cuidado de no hornear demasiado las galletas.
- Retire del horno y deje que se enfríe

durante al menos 10 minutos sobre la bandeja para hornear o hasta que esté firme.

1 galleta = 49 calorías

Capítulo 6: Lista de compras de un mes

Este capítulo le dará una idea de lo que necesita para abastecerse para la dieta 5:2. Esto incluye los ingredientes necesarios para preparar las recetas del último capítulo y las cosas buenas que debes tener ala mano para dar sabor a los alimentos, que son bajos en calorías y que necesitará. Utilice esta lista para crear su propia lista de compras.

Ingredientes de la receta

- Mantequilla de Maní
- Muffins De Trigo Ingleses
- Plátanos
- Espinacas
- Queso mozzarella
- Pan de trigo
- Queso cheddar
- Tortillas de grano
- Leche libre de grasa
- Hojuelas de Maíz
- La mezcla para muffins de maíz
- Mantequillade almendras
- Lechuga romana
- Frijoles negros

- Carne de pavo
- QuesoCrema
- SalmónRebanado
- Aceite rebosado
- Cannellini frijoles
- Puré de tomate
- Vinagre balsámico
- Salsa inglesa
- Mantequilla frijoles
- Filete de bacalao
- Aceitunas negras
- Mezclado frijoles
- queso feta
- Anchoas
- Mejillones
- filetes de lenguado
- Camarón
- Papas blancas
- mostaza de Dijon
- Estragón
- Remolacha raíz
- Cabra queso
- Brotes de guisante
- Langostinos
- Pasta de miso
- Hoja de limón

- Jengibre
- TallarinesKonjac
- Vinagre de arroz
- Azúcar morena
- Peras
- Vainas de Vainilla
- Miel
- Palo de canela
- Albaricoques
- Ciruelas
- Pasas, arándanos
- Hojas de gelatina
- Crema fraîche cero de grasa
- Edulcorante sin azúcar
- El azúcar moreno
- Pasas o arandanos secos
- Grenetina
- Jugo de manzana
- Almendras
- Duraznos
- Ciruelas
- Higos
- Harina
- Coco Leche
- Aceite de Girasol
- Arroz Ambrosia

- Pudding de vainilla libre de azucar
- Coba
- Manteca vegetal
- Extracto de Vainilla
- Chips de chocolate semidulce

Mejoradores de Sabor:

- Pimienta negra
- Ajo
- Ajo en polvo
- chile
- salsa
- Pimiento rojo
- Salsa picante
- eneldo
- Ajo
- alcaparras
- Comino
- pimentón Cayenne
- Albahaca
- Orégano
- Tomillo

Bajo en calorías Frutas y verduras:

- Frambuesas
- Arándanos
- Moras
- Pomelo
- Las manzanas
- Naranjas
- Limón
- Lima
- Apio
- Rúcula
- Espárragos
- Brócoli
- Coles de Brusselas
- Repollo
- Chícharos
- Papas dulces
- Lechuga
- Las remolachas
- Coliflor
- Hongos
- Los tomates
- Nabos
- Calabacín
- Espinacas
- Pimientos de cualquier tipo

- Cebollas
- Calabaza
- Rábanos
- Hinojo
- Zanahorias
- Cebollas

Proteína

- Pechuga de pollo sin hueso
- Huevos
- pavo tocino
- Salmón
- Único
- Atún
- Requesón sin grasa
- Yogur sin grasa
- Yogur griego sin grasa

ArtículosNecesarios

- Pan integral
- Pita de grano entero
- Tortillas de grano entero
- Pollo caldo
- Caldo de verduras
- Cocina rociar

- Cajun especia
- Aceite de oliva virgen extra
- Cilantro semillas
- Cúrcuma

Conclusión

La dieta 5: 2 puede ser la solución que ha estado buscando. Sin sentirse privado y sin renunciar a todos los alimentos que le gustan, puede comer mejor, tener más energía y perder peso. ¡Te sentirás mejor, te verás genial y tomarás el control de tu vida! Todo lo que tienes que hacer es dar el primer paso. ¡Elegir seguir la dieta 5: 2 puede y cambiará tu vida!

Gracias de nuevo por leer. ¡Aquí está una persona más saludable!

Parte 2

Introducción

Quiero agradecerle y felicitarle por descargar el libro.

Este libro contiene información útil sobre lo que es el ayuno intermitente y cómo puede usarlo.

El ayuno intermitente está ganando popularidad rápidamente, y por una sencilla razón - ¡funciona!

Sin embargo, para que el ayuno intermitente funcione correctamente, usted necesita entender cómo usarlo. Al leer esto, pronto descubrirá una variedad de métodos de ayuno que le ayudarán a alcanzar las metas de salud y acondicionamiento físico que está persiguiendo.

¡Este libro le explicará consejos y técnicas que le permitirán cambiar con éxito su dieta y perder peso fácilmente con el ayuno intermitente!

¡Gracias de nuevo por descargar este libro, espero que lo disfruten!

Capítulo 1 - ¿Qué es el ayuno intermitente?

La obesidad es uno de los problemas más persistentes a los que se enfrenta Estados Unidos. La popularidad de los planes de dieta de pérdida de peso, píldoras, ejercicios y dietas de moda sólo demuestra que hay un gran mercado para estos regímenes de pérdida de peso.

Las dietas de moda pueden darle buenos resultados, pero no proporcionan beneficios a largo plazo. Afortunadamente, hay un nuevo "plan de dieta de ruptura" que está ganando más partidarios. Es un régimen poco fiable, ya que plantea un desafío. Desafía la creencia de que el ayuno como una forma de dieta en realidad le hará ganar más peso una vez que el período de ayuno haya terminado. Sin embargo, el ayuno intermitente es diferente y está ganando terreno rápidamente.

¿Qué es el ayuno intermitente?

Ayunar significa simplemente no comer. El ayuno intermitente es la alimentación y el ayuno alternados. Usted establece un horario específico cuando debe comer y cuando no debe comer. Hay diferentes "períodos de ayuno" que se recomiendan, puede ser un período de 16 horas, 20 horas, 24 horas o 36 horas. Hay personas que, porque quieren obtener resultados inmediatos de pérdida de peso, recurren al ayuno; sin embargo, no consiguen los resultados que desean debido al hecho de que no conocen las técnicas adecuadas para perder el exceso de peso por el ayuno.

Cuando duermes, ayunas, por lo tanto, la primera comida cuando te levantas se llama "desayuno" ya que literalmente rompe tu período de ayuno. Si el desayuno es la comida más importante del día, ¿por qué el ayuno intermitente te dice que te lo saltes?

Con el ayuno intermitente, se supone que usted no debe desayunar en absoluto. Durante muchos años, se le ha dicho que para poder realizar las tareas del día, necesita desayunar, aún más si quiere perder peso.

El ayuno intermitente no es en realidad un plan de dieta, sino simplemente un patrón de dieta. Se salta conscientemente ciertas comidas. Es decir, "ayunas y te das un banquete" a propósito, es decir, comes tus calorías en momentos específicos del día y optas por no comer durante el resto del día. Dado que ya está ayunando mientras duerme, saltarse el desayuno le permite prolongar su tiempo de ayuno.

Dos maneras de aprovechar el ayuno intermitente

- Comer regularmente durante un período de tiempo específico. Usted prefiere comer sólo entre las 12 del mediodía y las 8 de la noche, sin desayunar. Hay personas que eligen comer en un intervalo de 4 horas o de 6 horas.

- Saltarse 2 comidas al día y tener un período de ayuno de 24 horas. Usted puede comer en su horario normal de comidas: puede terminar de cenar a las 8pm, y luego ayunar hasta las 8pm del día siguiente.

Usted podría pensar que si se salta una comida y come menos de lo que come normalmente, puede perder peso. Esta práctica puede o no hacerle perder peso. Usted puede saltarse una comida y consumir la misma cantidad de calorías que necesita, para mantenerse saludable y en forma, y aun así hacer que pierda peso.

Sin embargo, es importante tener en cuenta que no todas las calorías son iguales, por lo que el momento adecuado es esencial para el ayuno intermitente.

¿Cómo funciona el ayuno intermitente?

Cuando usted practica el ayuno intermitente para perder peso, su cuerpo reacciona de manera diferente cuando usted se "da un festín" en comparación con los períodos en los que usted "ayuna". Esta es la razón por la cual:

Cuando usted come una comida completa, su cuerpo trabaja durante horas para procesar los alimentos, quemando lo que usted ha consumido para ser usado como energía y nutrientes. Su cuerpo quemará rápidamente los alimentos que acaba de comer y los convertirá en energía en lugar de almacenarlos como grasa. Cuando usted come carbohidratos y/o azúcar, su cuerpo quemará inmediatamente el azúcar en energía antes que cualquier otro alimento.

Cuando usted está en su "período de ayuno", su cuerpo no tiene ninguna fuente de alimento disponible para ser convertido en energía, por lo que probablemente obtendrá de su almacenamiento de grasa, en lugar de utilizar realmente la glucosa presente en su sangre o el glucógeno que sus músculos e hígado producen. En efecto, su cuerpo quema la grasa que ha almacenado en su cuerpo y usted pierde peso.

Este principio también es cierto cuando usted hace su entrenamiento durante la etapa de ayuno. Cuando hay una ausencia de suministro de glucosa y glucógeno (ya que usted está en ayunas), su cuerpo se verá obligado a adaptarse durante el entrenamiento para obtener energía de la única fuente disponible, que es la grasa almacenada en sus células.

¡Este principio realmente funciona! ¿Por qué? Su cuerpo reacciona al consumo de energía (al comer alimentos) con la producción de insulina. Su cuerpo se vuelve más sensible a la insulina, lo que resulta en un consumo más eficiente de alimentos, ayudando así a perder peso y a desarrollar los músculos. Tenga en cuenta que su cuerpo es más sensible a la insulina después de un período de ayuno.

El nivel de glucógeno de su cuerpo se reduce cuando usted está durmiendo (o durante el período de ayuno), continuará disminuyendo cuando usted hace ejercicio durante el tiempo que está ayunando, aumentando así la sensibilidad de su cuerpo a la insulina. Esto sólo puede significar una cosa, el momento en que usted come después de hacer ejercicio, los alimentos que consume serán almacenados de manera eficiente: el glucógeno irá a su almacenamiento muscular, y la grasa se quema como energía para ayudar en el proceso de recuperación de su cuerpo, almacenando así una cantidad muy pequeña de grasa.

Piénsalo: si no estás en ayuno intermitente y tu nivel de insulina se mantiene en sus niveles normales, los alimentos, especialmente los carbohidratos, que consumes se almacenarán en forma de grasa casi instantáneamente y a niveles elevados.

En pocas palabras, seguir un patrón de ayuno intermitente le enseña a su cuerpo a utilizar los alimentos que consume de manera más eficiente.

Capítulo 2 - Ayuno intermitente: Beneficios y desventajas

El ayuno intermitente, cuando se hace correctamente, puede proporcionar enormes beneficios para la pérdida de peso. El concepto de ayuno para perder peso no es del todo nuevo. Ha sido utilizado por muchas personas obesas que quieren perder peso rápidamente. Sin embargo, si se hace de manera incorrecta, es posible que pierda peso rápidamente, pero luego recupere todo el peso que perdió y agregue más de lo que perdió, cuando comience a comer normalmente de nuevo. Alterar conscientemente sus patrones de alimentación tiene sus beneficios e inconvenientes. Debe hacerse correctamente para obtener los beneficios. Usted no se está muriendo de hambre, simplemente concentrándose en comer a diferentes horas del día, en lugar de comer constantemente. El ayuno también tiene diferentes efectos en diferentes personas, así que lo que funciona para usted podría no funcionar para otros y viceversa.

Los beneficios del ayuno intermitente

1. Desintoxicación

Puede que no te des cuenta, pero tu cuerpo se somete a su propio proceso de limpieza y desintoxicación todo el día. Su cuerpo está funcionando de la manera en que debería estar cuando puede identificar fácilmente y reemplazar inmediatamente las células desgastadas o dañadas. Este proceso se llama autofagia. Este es un proceso continuo y automático, pero se puede poner en peligro cuando usted tiene una dieta deficiente. Sin embargo, una dieta saludable también puede retrasar el proceso porque cuando su cuerpo está digiriendo los alimentos, los deberes de custodia de sus células se reducen.

Su cuerpo necesita tiempo para concentrarse únicamente en la reparación celular. La autofagia se incrementa durante el período de ayuno, ayudando así a la desintoxicación.

2. Ayuda a regular las hormonas

El ayuno tiene un gran impacto en los niveles de las hormonas de crecimiento humano. Un aumento en los niveles de su HGHle dará una reparación muscular más rápida, el crecimiento, y una mayor resistencia, además de ralentizar el proceso de envejecimiento.

3. Promueve la sensibilidad a la insulina

Como se mencionó en el capítulo anterior, el ayuno permite un mejor uso de los alimentos por parte del cuerpo y mejora la sensibilidad a la insulina después de un período de ayuno.

4. Manipulación de leptina

Los niveles de leptina disminuyen durante

el período de ayuno, pero reciben un gran impulso cuando usted comienza a comer de nuevo.

5. Ayuda a simplificar tu vida

No tiene que preparar las comidas cada 2 ó 3 horas, lo que le ahorrará tiempo y dinero. También le permite tener más tiempo para trabajar, aumentando así su productividad, ya sea que necesite hacer tareas domésticas o de oficina. En lugar de preparar, cocinar y comer 6 veces al día, sólo necesita preparar y cocinar comidas dos veces al día.

6. ¡Simplemente funciona!

El ayuno le da a su cuerpo la oportunidad de perder peso ya que pone a su cuerpo en un estado donde quema calorías en lugar de almacenarlas como depósitos de grasa.

Los inconvenientes del ayuno intermitente

Los defensores del ayuno intermitente atestiguan que tiene muy pocos efectos secundarios negativos. Una de las mayores preocupaciones, sin embargo, es que usted tiende a tener menos energía y menos concentración durante su período de ayuno. También hay una gran preocupación por saltarse el desayuno y sentirse letárgico toda la mañana hasta que pueda almorzar.

Estas son reacciones iniciales comunes tanto de su mente como de su cuerpo. Cuando usted está acostumbrado a comer todo el tiempo, el ayuno puede ser un desafío durante las primeras dos semanas. Sin embargo, cuando pase la etapa de transición y su cuerpo se haya adaptado bien al proceso, su cuerpo volverá a funcionar normalmente.

La mayoría de las veces, la reacción de su cuerpo al saltarse el desayuno se debe a sus hábitos alimenticios. También puede ser debido al condicionamiento de la mente. Cuando usted ha estado acostumbrado a comer después de cada 3 horas, su cuerpo automáticamente tiene hambre cada 3 horas y aprende a esperar comer después de intervalos cortos. Por lo tanto, si su cuerpo está acostumbrado a desayunar, se despertará sintiendo hambre y buscando comida. Se puede decir con seguridad que todo es puramente un condicionamiento mental. Una vez que su cuerpo se acostumbra al patrón de ayuno intermitente, su cuerpo se adapta y usted sólo siente el hambre cuando es hora de comer.

Cuando su cuerpo se acostumbre a saltarse el desayuno, su mal humor matutino también cambiará porque usted se ha adaptado claramente al patrón.

Capítulo 3 - Los 4 protocolos de ayuno intermitente más populares

Festín/rápido

El protocolo de festín/rápido puede ser considerado como el más utilizado entre los 8 protocolos de ayuno intermitente. Hay un "período de ayuno" y un "período de festín" o los días de engaño. Puede comer tres comidas completas hoy y ayunar mañana (consumiendo sólo líquidos), y así sucesivamente.

Beneficios: Cuando usted tiene una ingesta limitada de alimentos, los niveles de leptina disminuyen, lo que disminuye la pérdida de grasa. Cuando usted comienza a comer después de un período de ayuno, los niveles de leptina aumentan, lo que acelera la pérdida de grasa. La leptina es la hormona producida por las células grasas que es responsable de regular la cantidad de grasa que se almacena en el cuerpo.

Inconvenientes: Siempre hay que hacer los "días de trampas" o los días en que se come después de un período de ayuno. Hay algunos a los que no les gusta tener los días de trampas, pensando que esto podría poner en peligro su proceso de pérdida de peso. Los días de trampas en realidad ayudan tanto como los días sin comida. La principal molestia es cuando no come durante períodos prolongados, como de 24 a 36 horas. Si la incomodidad es muy grande, trate de comenzar con un período menor, como de 16 a 18 horas, y ajustarse cuando su cuerpo se haya adaptado.

El período de ayuno de 24 horas (Come-Para-Come)

Como su nombre indica, debe abstenerse de comer durante 24 horas. Si usted tuvo su última comida a las 7pm el domingo, usted no debe comer hasta el lunes por la noche, 7pm. Usted puede hacer esto de 1 a 3 veces por semana.

Beneficios: Uno de sus principales beneficios es que usted puede incorporar fácilmente este protocolo de ayuno intermitente a su propio estilo de vida. Es difícil saltárselo porque simplemente no se come en 24 horas. Esto es más fácil de lograr que el ayuno de 36 horas. Funciona porque la ausencia de ingesta de calorías durante períodos prolongados ayuda a perder peso.

Inconvenientes: Algunas personas no se atreven a no comer durante un período de 24 horas. También hay quienes tienen niveles bajos de azúcar en la sangre y seguir sin comer por períodos más largos no les funcionará. Si usted es uno de ellos, debe considerar tomar períodos de ayuno más cortos.

El período de ayuno de 20 horas (Dieta del Guerrero)

Este método funciona ayunando durante 20 horas y luego comiendo durante el período de 4 horas. Esto también se llama la "dieta del guerrero", ya que se basa en los hábitos alimenticios de los guerreros de la antigüedad. Los centuriones romanos del antiguo Imperio Romano comían una gran comida para la cena y una pequeña cantidad de alimentos para el desayuno.

En la mayoría de los casos, un desayuno pequeño y una cena grande funcionarán, pero algunas personas son escépticas debido a la pequeña cantidad de tiempo entre las dos comidas. Incluso hay personas a dieta que se saltan la comida del desayuno y se quedan con la gran cena con la esperanza de maximizar los beneficios del ayuno.

Beneficios: Usted puede obtener los mismos beneficios que con el método rápido de 24 horas. Esto generalmente resulta en una menor ingesta de calorías. Usted puede comer cualquier cosa para la gran cena, siempre y cuando tenga la cantidad adecuada de nutrientes. Usted puede incluso darse el gusto de comer postres y comida basura si lo desea, pero no demasiado. Además, de tener una gran comida al día beneficia su vida.

Inconvenientes: El problema principal es similar al ayuno de 24 horas, ya que se privará de comida durante períodos más largos. Usted será más propenso a comer alimentos poco saludables ya que necesita reunir todos los nutrientes que necesita en una sola comida.

El período de ayuno del 16/8

Este protocolo consiste en ayunar durante 16 horas con un intervalo de alimentación de 8 horas. Durante el período de 8 horas, las personas que hacen dieta pueden comer unas cuantas comidas, pero lo más ideal es comer las 3 comidas estándar al día. Esto está diseñado principalmente para las personas que hacen entrenamiento con pesas. También se considera la forma más sofisticada de ayuno intermitente, y es la forma más popular entre los atletas y culturistas.

Beneficios: Aparte de todos los otros beneficios que puede obtener del ayuno, el método rápido 16/8 ofrece un excelente manejo hormonal. Solo 16 / 8 ofrece el aumento diario de la hormona de crecimiento, maximizando así los buenos efectos de la hormona de crecimiento. Este método no altera su horario de comidas de la misma manera que los métodos de 20 y 24 horas, por lo que no experimenta el hambre extrema y la falta de energía.

Inconvenientes: Este método se considera el más efectivo; por lo tanto, es más un acierto que un fallo. El único problema que puede surgir es si no puede programar adecuadamente los horarios de alimentación y ayuno de acuerdo con su horario habitual. Se recomienda comenzar el período de ayuno cuando se vaya a dormir, y no comenzar el período de alimentación hasta que hayan pasado 16 horas.

De los protocolos más populares, el método 16/8 es probablemente el más fácil y conveniente. Dado que el ayuno intermitente no es una dieta de moda, sino más bien un estilo de vida, encaja bien en la rutina diaria de la mayoría de las personas. Este es el método que recomendaría a todos, a menos que su horario no lo permita.

Capítulo 4 - Guía paso a paso para el ayuno intermitente

El ayuno intermitente o la ausencia periódica de alimentos durante períodos prolongados es un régimen eficaz de pérdida de peso que es diferente de cualquier otro plan de menú de dieta, o de moda de pérdida de peso.

He aquí una guía paso a paso para ayudarle a comenzar el ayuno intermitente:

1.   *Establezca sus metas.*

Es importante que usted establezca sus metas antes de comenzar a seleccionar el protocolo de ayuno intermitente de su elección. Establecer sus metas le da una motivación adicional para tener éxito. Aquí hay algunas metas que usted puede considerar:

- **Perder grasa corporal -** ¿No es este uno de los objetivos más importantes de la mayoría de las personas que hacen dieta?

- **Reduzca el tiempo de comer-** Usted también puede sustituir esto con la reducción del número de comidas grandes.

- Aumentar los niveles de la hormona de crecimiento natural, aumentando así la masa muscular, ósea y orgánica.

- Aumentar las funciones inmunitarias para aumentar las defensas del cuerpo contra infecciones y enfermedades.

2. *Decida cuándo tomar su*

última comida.

Algunas personas optan por decidir si comenzarán su período de ayuno o no, diariamente. Esto puede funcionar para algunos, pero es mejor poner orden en su régimen y establecer un horario definido. Gráfica en tu calendario virtual o físico para encontrar el mejor sistema para ti.

3.   *No se limite a "no comer", sino que también cambie su dieta.*

Especialmente durante las etapas iniciales, usted experimentará los síntomas esperados de abstinencia y desintoxicación incómoda. Usted necesita comenzar a incorporar alimentos saludables, como frutas y verduras frescas y carne magra; al mismo tiempo, reducir el consumo de alimentos procesados, refrescos y carnes rojas.

4.   *Evite comer en su última comida.*

Algunas personas tienden a comer compulsivamente un poco para su última comida. Esta no es una buena práctica porque su cuerpo sólo pasará más tiempo en la digestión de los alimentos en lugar de funcionar y "adaptarse" al período de ayuno. Eso frustra el propósito. Asegúrese de comer de la manera en que lo hace normalmente para que pueda maximizar los beneficios del ayuno intermitente.

5.   *No tenga prisa por poner las manos (y la boca) en la comida.*

Aprenda a esperar pacientemente a que

termine su período de ayuno. El principal beneficio del ayuno es privar a su cuerpo de carbohidratos y calorías. Puedes beber agua durante el período de ayuno; de hecho, puedes beber todo lo que quieras. Se pueden permitir refrigerios ligeros pero saludables, pero el método óptimo es el ayuno completo.

Consejos importantes a tener en cuenta

Cuando esté en su régimen de ayuno intermitente, tenga en cuenta lo siguiente:

- Asegúrese de estar bien hidratado porque esto es crucial en el proceso de desintoxicación. También mantiene su cuerpo en un estado óptimo para sanarse a sí mismo.

- Cuando usted consume muchos carbohidratos durante su última comida, es muy probable que sienta hambre temprano durante su período de ayuno. En su lugar, trate de consumir una comida con más proteínas para su última comida.

- Espere molestias iniciales y síntomas de abstinencia, que son reacciones normales del cuerpo a los cambios. Tenga cuidado con los síntomas como dolores de cabeza, vómitos, náuseas, estreñimiento, hinchazón, hambre mental, brotes de piel y fatiga.

- Consulte a su médico antes de comenzar con el ayuno intermitente.

- Si tiene antecedentes de trastornos alimentarios, deberá tener mucho cuidado. De todos modos, consulte a un médico y pídale a un familiar o a un amigo que le ayude con el proceso. Esto asegura que usted no tenga una recaída de su condición previa.

- Se supone que las mujeres embarazadas no deben comenzar un ayuno intermitente.

Capítulo 5 - Tres errores comunes cometidos por principiantes

Tienes que darte cuenta de que el hambre no es el enemigo. Asegúrese de no cometer los siguientes errores comunes cuando comience con su régimen de ayuno intermitente:

- *Miedo a pasar hambre durante el período de ayuno.*

Afróntalo, todo el mundo tiene hambre. No importa si usted está bajo un régimen de ayuno intermitente o comiendo normalmente, usted está obligado a tener hambre de vez en cuando. Estar hambriento durante unas horas no debería ser una gran preocupación. Algunas personas, especialmente aquellas que están reforzando sus músculos, no quieren ayunar por temor a que su desarrollo muscular se vea comprometido.

La verdad es que su cuerpo podría usar los períodos de limpieza y desintoxicación. Lo que la mayoría de la gente no se da cuenta es que el cuerpo todavía puede funcionar normalmente sin comer, incluso durante 24 horas. Cuando no hay ingesta de alimentos, el cuerpo aprovecha su almacenamiento de grasa para utilizarla como energía para el cuerpo. Su cuerpo automáticamente quema grasa cuando usted no "introduce" comida dentro de él.

Sólo tenga en cuenta que su sistema digestivo podría necesitar un descanso.

- *Comer continuamente comida no saludable y comida basura.*

En cualquier caso, ya sea que usted esté comiendo las 6 comidas estándar al día o esté en ayunas, comer alimentos procesados, comida basura, comida rápida y otras comidas poco saludables no tiene un buen efecto en su cuerpo. Usted no puede comer dos bolsas de patatas fritas durante su período de alimentación y asumir que está bien ya que de todos modos va a estar en un período de ayuno. El ayuno intermitente no funciona de esa manera, usted todavía tiene que asegurarse de comer alimentos saludables. Agregar verduras, frutas y grasas saludables hará maravillas. Para perder peso, usted todavía necesita consumir menos calorías de las que quema todos los días. Si usted se atiborra de alimentos poco saludables y densos en calorías durante su período de alimentación, simplemente no perderá peso.

Tenga en cuenta que el ayuno intermitente no le da la licencia para comer lo que quiera sólo porque usted estará en un período de ayuno después. Usted no puede comer alimentos poco saludables y esperar perder peso. Eso nunca sucederá. Es importante practicar un poco de disciplina porque no podrá alcanzar sus metas sin un poco de trabajo duro.

- *Contando el tiempo para poder*

finalmente darse unatracón.

La mayoría de los principiantes fracasan en el ayuno intermitente porque son propensos a contar las horas de sus períodos de ayuno. Tenga en cuenta que el ayuno no es una dieta de moda, sino una forma de vida. Su dedicación e impulso lo impulsarán a alcanzar con éxito sus metas. Cuando te preocupas por pasar hambre durante un largo período de tiempo, no has entendido completamente de qué se trata el ayuno intermitente.

No tienes que ser un "observador de relojes". Usted debe aprender a planear sus períodos de ayuno y alimentación. Come cuando termine el ayuno. Usted puede ajustar de acuerdo a lo que se ajuste a su estilo de vida. No fuerce ningún esquema de programación que lo ponga en una situación incómoda. El ayuno intermitente tiene que encajar perfectamente en su rutina diaria; no debe controlar su horario y su vida. Aunque al principio pueda parecer difícil, eventualmente su cuerpo se adaptará y usted no sentirá tanta hambre durante sus períodos de ayuno.

Capítulo 6 - Buenas Prácticas

El ayuno intermitente no es simplemente saltarse comidas y esperar que termines pareciendo un modelo de revista. Los resultados pueden ser atractivos, pero hay cosas que debe considerar para obtener los resultados correctos.

- *Sus elecciones de alimentos son importantes.*

Incluso si usted está siguiendo un régimen de ayuno, todavía tiene que considerar los nutrientes que puede obtener de los alimentos que come (cuando es hora de comer). Hay que tener en cuenta las reglas básicas para una buena nutrición. Cuando ayunas durante 20 horas y pasas las siguientes 4 horas comiendo comida rápida, como hamburguesas y patatas fritas, no podrás obtener los resultados que esperas.

- *La paciencia es una virtud.*

Uno de los principales impulsos del ayuno intermitente es saltarse el desayuno, que es comúnmente considerado como la comida más importante del día. Si usted estaba acostumbrado a desayunar, será una lucha para usted, especialmente durante las etapas iniciales. Usted sentirá todos los síntomas negativos de abstinencia, como mal humor matutino, retortijones de hambre y estruendos estomacales. A pesar de los desafíos, tienes que sacar fuerzas de tu interior para poder salir adelante.

- No te dolerá si haces ejercicio.

El ejercicio es una parte integral del proceso de pérdida de peso; no se detenga incluso si está practicando ayuno intermitente. El ejercicio complementa este patrón de dieta.

- Establezca un programa de ayuno bien sincronizado.

Cualquiera que sea el protocolo de ayuno intermitente que siga, el momento oportuno es la clave de su éxito. No querrás terminar comiéndote una vaca a estas horas de la mañana, ¿verdad? Para encontrar lo que es mejor para usted, intente experimentar con los otros protocolos de ayuno.

- *Progrese lentamente.*

Comience con un programa fácil de ayuno/alimentación hasta que se acostumbre a él y eventualmente pueda pasar a un protocolo más desafiante. Una vez más, la paciencia es la clave. No se puede saltar inmediatamente a algo para lo que no se está preparado. Una vez que haya dominado los pasos fáciles, puede pasar a los protocolos más desafiantes. Observe cómo reacciona su cuerpo ante los diferentes protocolos de ayuno intermitente y elija el que le resulte más cómodo.

- *Tómatelo con calma.*

Tenga cuidado de no exagerar. No puedes

obtener los resultados que quieres si lo fuerzas. Comience lentamente con una rutina que pueda seguir fácilmente.

- Puedes comer carne.
Todavía puedes comer carne, no creas que no puedes. Es una excelente fuente de proteínas. Pero tenga cuidado de consumir predominantemente carne magra.

- Recuerde que el ayuno intermitente es un estilo de vida, no un plan de dieta.

En comparación con los planes de dieta imposibles de seguir, el ayuno intermitente es más efectivo porque es un estilo de vida. Si bien es posible que encuentre algunas dificultades al principio, cuando su cuerpo se adapte a la rutina del régimen de festín/rápido, será sólo una segunda naturaleza para usted. Pronto, usted ni siquiera notará que está en un tipo especial de régimen para bajar de peso.

- *Espere miradas y reacciones de desaprobación.*

Cuando usted comienza a saltarse el desayuno, es posible que la mayoría de las personas no lo aprueben debido a la importancia que se percibe en la comida. Las reacciones de desaprobación son normales; no es necesario entrar en discusiones o discusiones intensas sólo para explicar lo que se está haciendo. No pierda su tiempo explicando porque algunas personas no podrán entender el método que usted ha tomado. Tienes que aprender a vivir con eso y pronto ellos entenderán en qué has estado trabajando.

- Rehidratar.

El agua es el mejor líquido para la rehidratación, pero todavía puede tomar té o café (sin leche ni azúcar) durante el período de ayuno.

- Algunos pueden tener éxito, otros no.

Aunque todos pueden probar el ayuno intermitente, no todos tendrán éxito. Habrá limitaciones, especialmente para aquellos que tienen otras condiciones médicas que interfieren con su ayuno. Además, dependiendo de los horarios de las personas, su vida familiar y su empuje, serán propensos a varios niveles de éxito.

Sin embargo, si usted no tiene ninguna condición médica que le impida seguir un régimen de ayuno intermitente, siempre puede hacer los ajustes necesarios (teniendo en cuenta sus otras limitaciones), para asegurar el éxito.

- Manténgase ocupado.

En lugar de mirar cada hora que pasa durante su período de ayuno, manténgase ocupado. La mayoría de los principiantes luchan con el período de espera. Si se mantiene ocupado, puede minimizar el impacto de la incomodidad inicial. Por ejemplo, si usted está en el protocolo 16/8, pase la mitad de las 16 horas de ayuno, durmiendo y luego haga otras cosas en la casa. Puede comenzar un nuevo pasatiempo. Lo que sea que hagas para "matar el tiempo", no importa, siempre y cuando te mantengas lo más ocupado posible para que no pienses en el período de ayuno. Si tu mente está constantemente preocupada, no enviará una señal a tu cuerpo de que tienes hambre.

- No esperes milagros.

Si bien el ayuno intermitente puede ayudarlo a perder peso, junto con sus otros beneficios, ese es sólo un factor que determinará su salud en general. Saltarse el desayuno o seguir estrictamente el protocolo elegido puede ayudarle a alcanzar su peso ideal. Otros factores que contribuirán a su bienestar general incluyen comer alimentos saludables y hacer ejercicio regularmente. El ayuno por sí solo no te hará perder el exceso de peso, tenlo en cuenta.

- *No pienses demasiado.*

Mantenga las cosas simples. El ayuno intermitente puede ayudarle a perder peso, solo tiene que mantener el compromiso y la conducción. Esto es un simple cambio de estilo de vida, para mejor. Encontrará dificultades en las etapas iniciales, no se asuste y sea paciente. Una vez que su cuerpo se acostumbre a la nueva rutina, se adaptará al régimen hasta que se convierta en algo natural.

El ayuno intermitente puede darle beneficios positivos si usted está tratando de perder peso o fortalecer sus músculos.

Existen varios protocolos de ayuno entre los que puede elegir, la clave es elegir el que mejor se adapte a sus rutinas diarias.

Conclusión

¡Gracias de nuevo por descargar este libro! Espero que este libro le haya ayudado a aprender más sobre el ayuno intermitente. ¡El siguiente paso es poner en práctica esta información y comenzar a implementar el ayuno intermitente en su dieta!

Recuerde consultar primero a un profesional médico para asegurarse de que la rutina que elija sea adecuada para su situación particular.

Como se mencionó anteriormente, el horario 16/8 es la rutina más recomendada, pero todo depende de su horario y estilo de vida particular para que funcione mejor para usted.

¡Gracias y buena suerte!